Nalu Saad

Os Mil Tsurus

1ª Edição

São Paulo

2020

Os Mil Tsurus

Copyright © 2020 – Nalu Saad
Direitos de Edição e Impressão – Trilha Educacional Editora
Autora: Nalu Saad
Ilustradora: Regina Perez
Capa: Regina Perez
Finalização das ilustrações: Marcelo Almeida
Editor: Luís Antonio Torelli
Projeto Gráfico e Editoração: Intacta Design

Dados Internacionais de Catalogação na Publicação (CIP)
(Câmara Brasileira do Livro, SP, Brasil)

Saad, Nalu
　　Os mil tsurus / Nalu Saad ;
[ilustrações Regina Perez]. -- 1. ed. -- São Paulo:
Trilha Educacional, 2020.

　　ISBN 978-65-87995-00-7

　　1. Literatura infantojuvenil 2. Superação – Literatura infantojuvenil I. Perez, Regina. II. Título.

20-39081　　　　　　　　　　　　　　　　　　CDD - 028.5

Índices para catálogo sistemático:
1. Literatura infantil 028.5
2. Literatura infantojuvenil 028.5

Maria Alice Ferreira - Bibliotecária - CRB-8/7964

Todos os direitos reservados. Nenhuma parte desta obra poderá ser reproduzida por fotocópia, microfilme, processo fotomecânico ou eletrônico sem permissão expressa do autor.

Impresso no Brasil

Trilha Educacional Editora
Rua Pires da Mota, 265 – Aclimação
01529-001 – São Paulo/SP – Brasil
Fone: 55 11 3209-7495
contato@trilhaeducacional.com.br
www.trilhaeducacional.com.br

Para Gil*, um menino que não se curou, mas inspirou um Dr. Anjo a trilhar a hematologia e a curar centenas de outras crianças.

* Gilberto Jório Fonseca Neto

Introdução

No início, os pássaros de papel eram distribuídos em hospitais de Ninho, depois chegaram a outras cidades mais distantes. Milhares de cestas de tsurus passaram a viajar em carros, ônibus, aviões e até navios para todo o mundo. A corrente de coragem fez com que mais pessoas lutassem pela cura.

Um dia, bateu um vento forte e alguns deles voaram para fora dos cestos e foram pousar nas mesas dos gabinetes de um monte de gente do governo, de laboratórios e centros de pesquisas. Até na mesa do presidente da república o danado de um dos pássaros pousou. Políticos e cientistas decidiram todos juntos que poderiam se unir e fazer muito mais pelas crianças com anemia falciforme.

A cidade de Ninho e os pais de Biel assistiam a tudo isso com enorme alegria, mas estavam muito preocupados com o menino, pois a doença só piorava. Biel, por sua vez, era só felicidade, pois igual a Sadako já tivera dois pedidos atendidos.

No início, os pássaros de papel eram distribuídos em hospitais de Ninho, depois chegaram a outras cidades mais distantes. Milhares de cestas de tsurus passaram a viajar em carros, ônibus, aviões e até navios para todo o mundo. A corrente de coragem fez com que mais pessoas lutassem pela cura.

Milhares de cestas de tsurus passaram a viajar em carros, ônibus, aviões e até navios para todo o mundo.

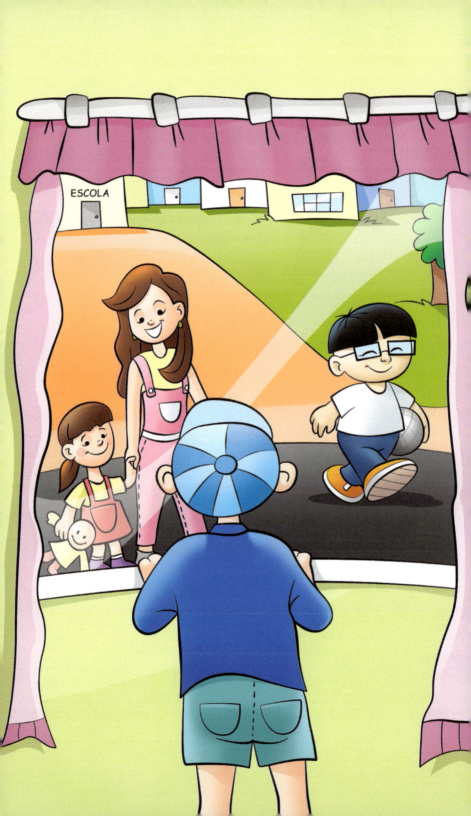

Capítulo 1

Era uma vez uma cidade tão pequena que seu nome era Ninho. Nela cabia pouca gente, as casas eram juntinhas e todos eram parentes. Um dia mudou-se para lá uma família desconhecida. Pai, mãe e dois filhos. Em Ninho, toda manhã, as crianças iam juntas para a escola. Quando a corrente de gente pequena e barulhenta passava, o caçula dos novos moradores corria para a janela. Lá da rua todos o viam, narizinho encostado no vidro e olhos inquietos seguindo a algazarra. Por que ele não vai pra escola também?

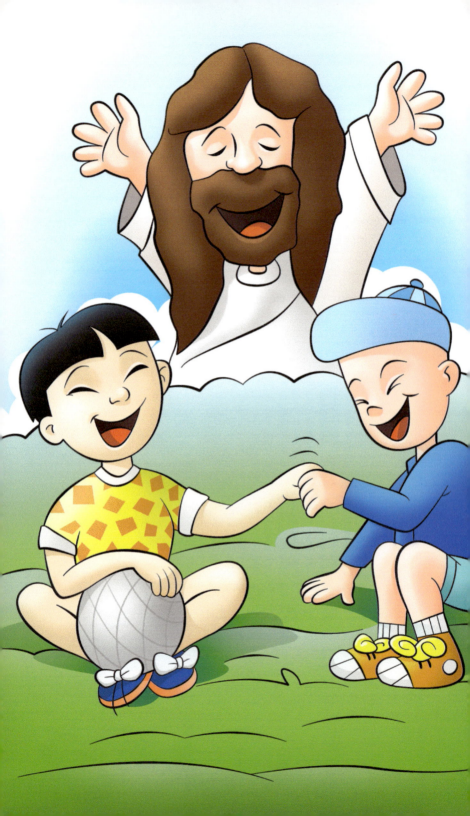

Capítulo 2

Como um menino vive sem brincar? Michi, que morava bem ao lado, se perguntava. Com a bola na mão foi lá:

— Vamos jogar? – gritou do portão.

— Não posso correr! – respondeu o menino detrás da janela.

— Por que não?

— Sinto dores, fico cansado e posso adoecer! – contou.

— Qual o seu nome? – o garoto com a bola quis saber.

— Biel! E o seu?

— Michi! Meus pais são japoneses. Meu nome quer dizer caminho justo... Você nunca poderá brincar?

— Só se eu sarar!

Biel contou que tinha uma doença chamada anemia falciforme e seus pais ainda buscavam a cura.

— Já pediu para o Tsuru? – quis saber Michi.

— Quem é ele?

— Uma ave japonesa mágica. Você faz mil iguais a ela em origami e pede o que quiser. Ela atende!

— Eu peço sempre a Deus, porque sei que só Ele pode me salvar. Michi coçou a cabeça, pensou e respondeu:

— Entendi. Será que Deus me fez vir à sua casa para lhe falar sobre essa ave?

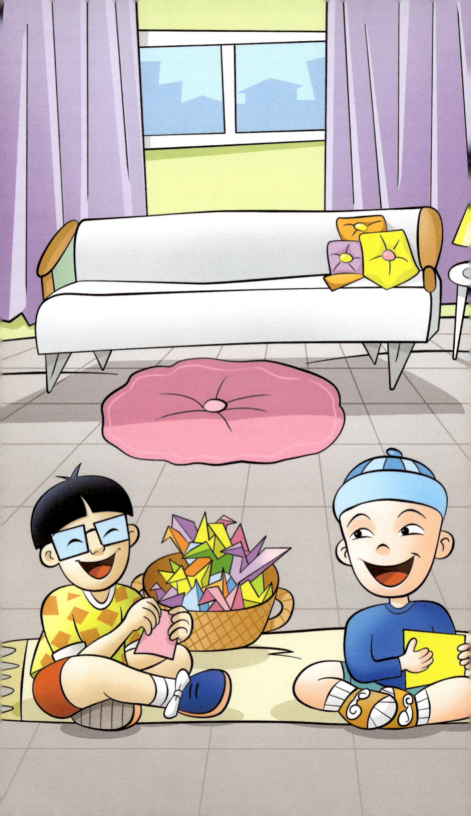

Capítulo 3

Biel abriu um sorrisão e pensou que o novo amigo talvez tivesse razão, já que ele sabia que Deus age de diversas formas na vida de seus filhos.

No dia seguinte, Michi ensinou como fazer o Tsuru.

— Qual a certeza de que dará certo? – quis saber Biel.

— Uma menina e atleta japonesa, Sadako Sasaki, se curou de uma doença no sangue após fazer mil desses – contou Michi. Biel e Michi ficaram amigos e todos os dias produziam os Tsurus. Enquanto dobravam os papéis conversavam:

— Sabe o que eu gostaria, Michi? De conhecer Sadako! Quando eu me curar vou pedir aos meus pais para me levarem ao Japão. Nesse instante, Michi ficou muito preocupado. Ele não tinha contado toda a verdade.

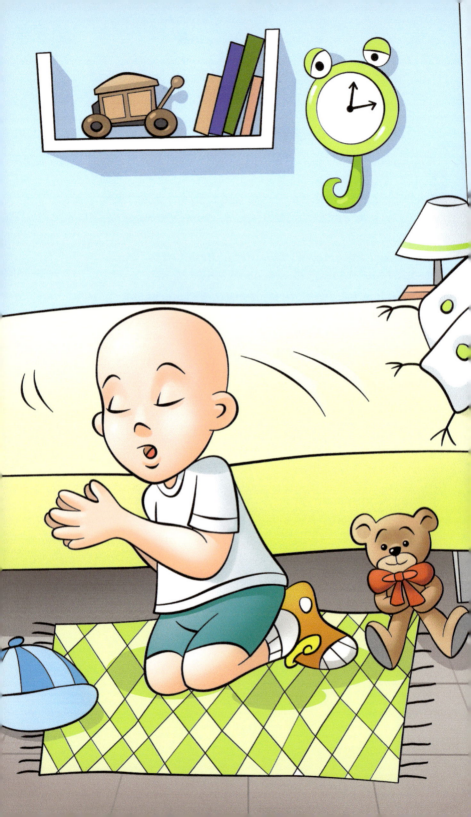

Capítulo 4

Um dia, Biel ouviu os pais conversando na sala:
— Amor, vejo o Biel e esses Tsurus e acho que precisamos contar a ele que não temos o dinheiro para o tratamento – disse o pai à mãe, que começou a chorar. Biel ficou muito triste e correu para o quarto. Ao invés de ficar na janela sonhando decidiu começar a dobrar os Tsurus bem cedinho todos os dias. Vai ver que tinha sido assim que Sadako tinha conseguido, pensava. Ele queria tanto conhecer Sadako, saber como ela vivia e se ainda era atleta após curada da doença. Todas as noites antes de dormir, Biel orava para serem mais rápidos e para ele ser curado como Sadako.

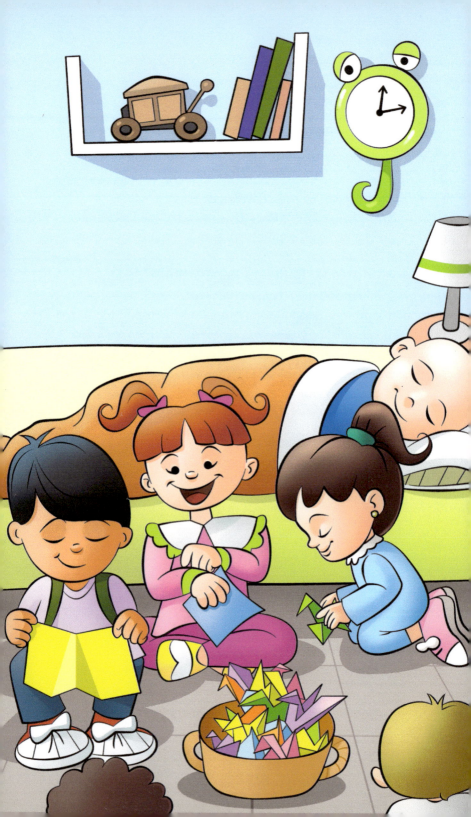

Capítulo 5

Como o tempo passava depressa e Biel sentia mais e mais dores, Michi chamou todas as crianças de Ninho para ajudar com os Tsurus. A casa de Biel ficava cheia o dia todo. Os passarinhos prontos eram guardados numa grande cesta.

Quando Biel sentia muitas dores ele ficava deitado vendo as outras crianças fazendo as dobraduras. Num dia desses, a amiga Manu disse:

— Descansa um pouco, Biel. Pode confiar que vamos fazer os mil Tsurus e sua cura virá. Não será como foi com Sadako…

— Manuuuuuuu! – gritou Michi. Mas era tarde.

— O que aconteceu com Sadako? – perguntou Biel.

— Esquece, Biel! – retrucou Manu.

Biel sentou na cama, muito pálido por causa da dor e também por causa do medo:

— EU QUE-RO SA-BER MA-NU!!! – ele disse firme, porque medo não é o mesmo que falta de coragem.

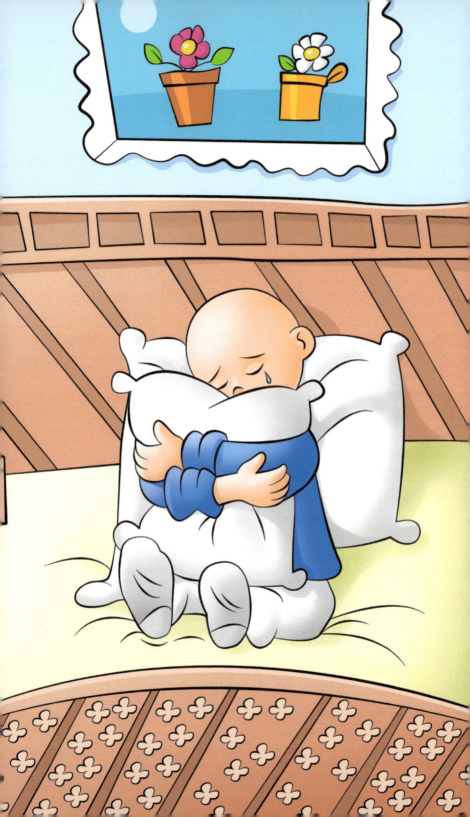

Capítulo 6

Manu olhava para os amigos, para Biel e a família dele. Todos calados. Então puxou o ar lá no fundo do peito e respondeu:

— Sadako morreu! Não conseguiu dobrar os 1.000 tsurus! Mas nós vamos conseguir, Biel! Nós vamos conseguir!

— Quantos ela conseguiu fazer? – quis saber Biel.

— 964... – respondeu Michi.

— Mas faltou tão pouco! Querem saber, eu acho que ela morreu mesmo porque esse pássaro mágico não funciona! – gritou e saiu correndo para o quarto dos pais, onde se trancou e chorou muito!

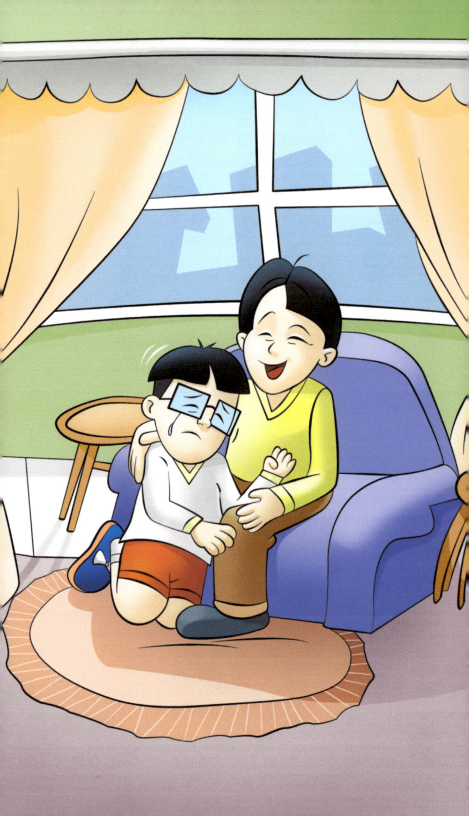

Capítulo 7

Nos dias seguintes Biel não quis os amigos em sua casa e nem que os pais dobrassem os Tsurus. Mandou jogar fora a cesta. O menino jurou que nunca mais falaria com Michi e pediu aos pais para se mudarem de cidade.

— Mas você gosta tanto daqui, filho! – insistia o pai.

— Como gostar de uma cidade que chama Ninho e tem um monte de crianças tolas e mentirosas! – ele esbravejava. Biel estava muito triste com o fim da esperança. É assim que acontece…

Michi também ficou arrasado e seu pai ralhou com ele:

— Meu filho, com a lenda dos Tsurus você deu motivo ao seu amigo para lutar, mas a mentira é mole e não consegue sustentar coisas fortes como a esperança. Muito arrependido, Michi decidiu fazer alguma coisa para que Biel voltasse a lutar. O pai de Michi ajudou.

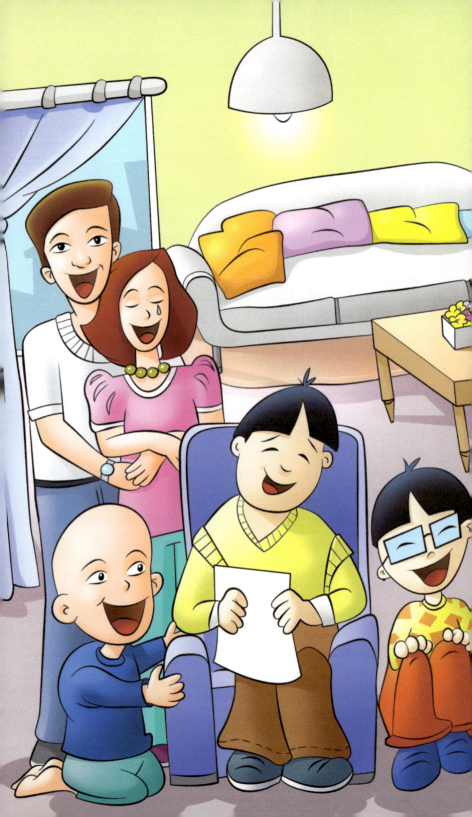

Capítulo 8

Um mês depois, Michi chegou à casa do Biel com um envelope na mão. O pai de Michi estava junto. Ele abriu o envelope e leu a carta escrita em japonês. Contava um monte de coisas sobre guerra e paz, mas a parte que Biel mais prestou atenção foi nessa:

Biel,
Escute meus ensinamentos, pois já sou um velho de 77 anos. Eu fui o melhor amigo da Sadako. Soube que você ficou muito triste em saber que o desejo de cura dela não se realizou, mas nas cartas que escreveu antes de morrer ela pediu também pela cura das outras crianças e pela paz no mundo. Por causa dela, muitas crianças que adoeceram após lançada a bomba em Hiroshima foram curadas a tempo e as pessoas passaram a pensar mais na paz. Então, ela fez três pedidos e dois foram atendidos. Não desista!

Enquanto o pai de Michi lia a carta um sorriso apareceu no rosto de Biel. Ele se levantou e disse:

— Gente, também vou fazer três pedidos e deixarei que o pássaro mágico escolha qual vai atender. Vou pedir a minha cura, vou pedir que outras crianças pobres como eu possam ser curadas e ainda que as pessoas nunca percam a esperança durante o tratamento.

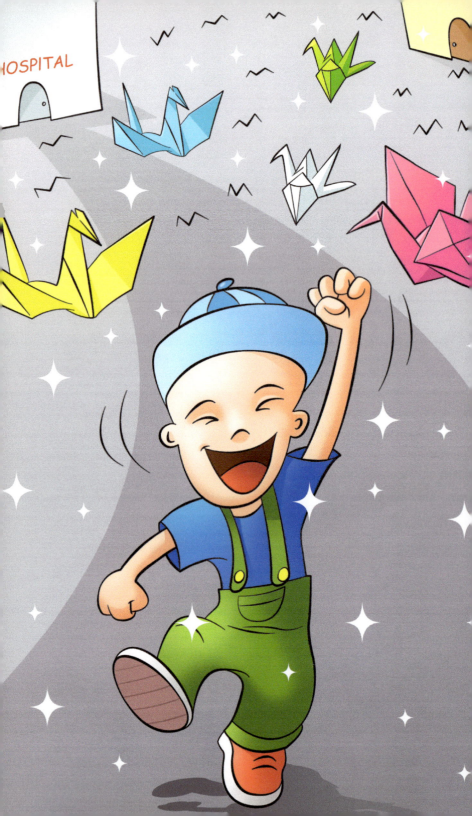

Capítulo 9

Biel e todos os moradores de Ninho passaram a dobrar Tsurus. Em cada um escreviam: NÃO DESISTA.

No início, os pássaros de papel eram distribuídos em hospitais de Ninho, depois chegaram a outras cidades mais distantes. Milhares de cestas de tsurus passaram a viajar em carros, ônibus, aviões e até navios para todo o mundo. A corrente de coragem fez com que mais pessoas lutassem pela cura.

Um dia, bateu um vento forte e alguns deles voaram para fora dos cestos e foram pousar nas mesas dos gabinetes de um monte de gente do governo, de laboratórios e centros de pesquisas. Até na mesa do presidente da república o danado de um dos pássaros pousou. Políticos e cientistas decidiram todos juntos que poderiam se unir e fazer muito mais pelas crianças com anemia falciforme.

A cidade de Ninho e os pais de Biel assistiam a tudo isso com enorme alegria, mas estavam muito preocupados com o menino, pois a doença só piorava. Biel, por sua vez, era só felicidade, pois igual a Sadako já tivera dois pedidos atendidos.

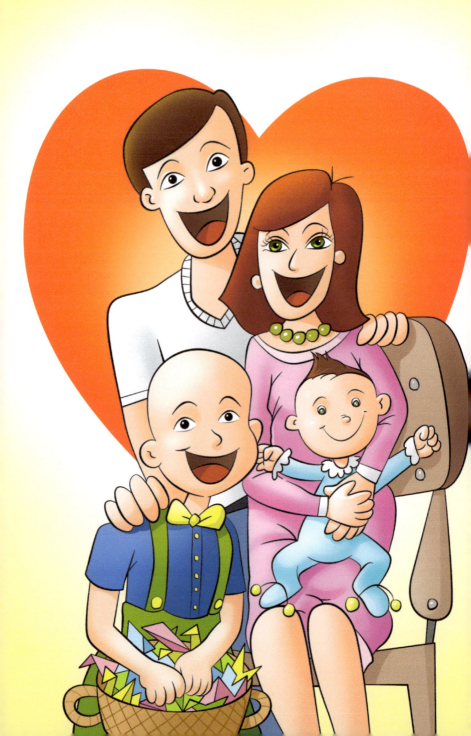

Capítulo 10

Numa manhã, Biel ouviu a algazarra dos amigos a caminho da escola, mas de tão cansado não foi até à janela. Queria mesmo era estar na rua, pensou enquanto olhava para dezenas de tsurus pendurados no teto do quarto. Ele pegou um no criado-mudo ao lado da cama e perguntou:

— Será que vou conhecer Sadako quando eu morrer? – e fechou os olhos devagarinho...

— Biel, Biel...

A gritaria da mãe acordou o menino que começava a cochilar. Ela entrou no quarto com um homem vestido de branco, com uma bolsa pendurada.

— Esse doutor quer falar com você, filho!

O homem levava na mão um tsuru com a frase escrita: NÃO DESISTA! O médico contou:

— Ontem eu estava no hospital quando um paciente disse que se curou e queria me dar esse tsuru, mas não estou doente. Foi aí que fiquei sabendo da sua história. Lembrei que quando eu estava me formando médico tinha um menino, o Gilberto, que eu queria muito salvar mas morreu de Leucemia. Por isso prometi que ia estudar muito e tentar curar a todos com doenças no sangue. Eu reuni vários médicos amigos meus e vamos tentar curar você, Biel! Os médicos ajudaram a mãe do Biel a ter outro filho, que doou a medula para salvar o irmão. Biel foi curado. Ele foi a primeira criança do mundo a ter três pedidos atendidos pelos pássaros mágicos.

Até hoje ele faz tsurus com a frase NÃO DESISTA.

REGINA MENDES
JORNALISTA E ESCRITORA

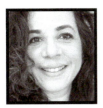

Nalu Saad sempre contou histórias, primeiro como jornalista, depois como escritora infantil. Tem três livros infantis publicados – *Tico Vai Viajar*, *O Baú dos Tesouros da Vovó* e *Esquadrão dos Anjos*. Este, em co-autoria com o médico hematologista Vanderson Rocha (o Dr. Anjo Homem de Ferro do garotinho Biel que inspirou esse livro), narra a trajetória de duas crianças pelo transplante de medula óssea com ajuda de anjos mais do que especiais. Sem pestanejar, suas obras desvendam questões relacionadas à saúde para as crianças de forma lúdica, carinhosa e empática. Nalu é mineira de Governador Valadares e mãe de Igor, Natália e Luísa, suas maiores inspirações.

CONTATOS:
- @NALUSAAD
- NALUSAADOFICIAL
- @NALUSAAD

REGINA PEREZ
EMPRESÁRIA E ILUSTRADORA

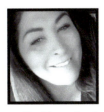

Empresária do ramo de eventos, Regina sempre dedicou-se ao mundo das artes, criando desenhos e pinturas exóticas e, mais recentemente, ilustrando livros infantis como *Os Porquinhos Medrosos*, *Se eu Fosse um Bicho* e *Cadê*, todos lançados pela Editora Trilha.

CONTATOS:
Site: www.followupevento.com.br
E-mail: regina@followupevento.com.br